INTRODUCING

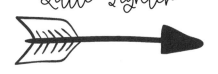

Little Fighter

NAME

Born on .... , the .... day of

.... , in the year ....

pounds / ounces

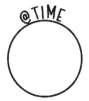

@TIME

DOCTOR(S) ....

Hospital

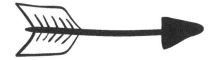

YOU ARE MY HAPPT

VISITORS

Please Sign In

DATE	NAME / NOTE
_____	_____
_____	_____
_____	_____
_____	_____
_____	_____
_____	_____
_____	_____
_____	_____
_____	_____
_____	_____
_____	_____
_____	_____
_____	_____
_____	_____
_____	_____
_____	_____

DATE

NAME / NOTE

SMALL BUT MIGHTY

DATE:

GESTATIONAL AGE: _____

WEIGHT: _____

NICU DAY #

Today We Got To

- ☐ PHONE CALL
- ☐ TOUCH
- ☐ DIAPER
- ☐ HOLD

- ☐ SKIN TO SKIN
- ☐ TAKE TEMP
- ☐ FEEDING
- ☐ READ

- ☐ SING
- ☐ BATH
- ☐ MASSAGE
- ☐ VISITORS

- ☐ _____
- ☐ _____
- ☐ _____
- ☐ _____

Feedings

_____   _____
_____   _____
_____   _____
_____   _____
_____   _____
_____   _____

Medical Stats & Notes

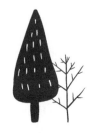

Journaling

_____

_____

_____

_____

_____

_____

_____

_____

_____

_____

_____

_____

QUESTIONS
TO ASK

_____

_____

_____

_____

_____

Today I'm Grateful For...

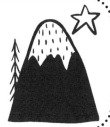

DATE:

GESTATIONAL AGE: _____

WEIGHT: _____

NICU DAY #

Today We Got To

- ☐ PHONE CALL
- ☐ TOUCH
- ☐ DIAPER
- ☐ HOLD

- ☐ SKIN TO SKIN
- ☐ TAKE TEMP
- ☐ FEEDING
- ☐ READ

- ☐ SING
- ☐ BATH
- ☐ MASSAGE
- ☐ VISITORS

- ☐ _____
- ☐ _____
- ☐ _____
- ☐ _____

Feedings

_____   _____
_____   _____
_____   _____
_____   _____
_____   _____
_____   _____

Medical Stats & Notes

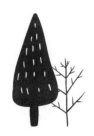

Journaling

_____

_____

_____

_____

_____

_____

_____

_____

_____

_____

_____

_____

QUESTIONS
TO ASK

_____

_____

_____

_____

_____

Today I'm Grateful For...

DATE:

GESTATIONAL AGE: _____

WEIGHT: _____

NICU DAY #

Today We Got To

- ☐ PHONE CALL
- ☐ TOUCH
- ☐ DIAPER
- ☐ HOLD

- ☐ SKIN TO SKIN
- ☐ TAKE TEMP
- ☐ FEEDING
- ☐ READ

- ☐ SING
- ☐ BATH
- ☐ MASSAGE
- ☐ VISITORS

- ☐ _____
- ☐ _____
- ☐ _____
- ☐ _____

Feedings

_____   _____
_____   _____
_____   _____
_____   _____
_____   _____
_____   _____

Medical Stats & Notes

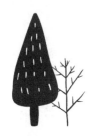

Journaling

_____

_____

_____

_____

_____

_____

_____

_____

_____

_____

_____

_____

_____

_____

QUESTIONS
TO ASK

_____

_____

_____

_____

Today I'm Grateful For...

DATE:

GESTATIONAL AGE: _____
WEIGHT: _____

NICU DAY #

Today We Got To

- ☐ PHONE CALL
- ☐ TOUCH
- ☐ DIAPER
- ☐ HOLD

- ☐ SKIN TO SKIN
- ☐ TAKE TEMP
- ☐ FEEDING
- ☐ READ

- ☐ SING
- ☐ BATH
- ☐ MASSAGE
- ☐ VISITORS

- ☐ _____
- ☐ _____
- ☐ _____
- ☐ _____

Feedings

_____   _____
_____   _____
_____   _____
_____   _____
_____   _____
_____

Medical Stats & Notes

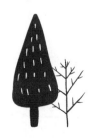

Journaling

QUESTIONS
TO ASK

Today I'm Grateful For...

DATE:

GESTATIONAL AGE: _____

WEIGHT: _____

NICU DAY #

Today We Got To

- ☐ PHONE CALL
- ☐ TOUCH
- ☐ DIAPER
- ☐ HOLD

- ☐ SKIN TO SKIN
- ☐ TAKE TEMP
- ☐ FEEDING
- ☐ READ

- ☐ SING
- ☐ BATH
- ☐ MASSAGE
- ☐ VISITORS

- ☐ _____
- ☐ _____
- ☐ _____
- ☐ _____

Feedings

_____   _____
_____   _____
_____   _____
_____   _____
_____   _____
_____   _____

Medical Stats & Notes

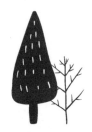

Journaling

_____
_____
_____
_____
_____
_____
_____
_____
_____
_____
_____
_____
_____
_____

QUESTIONS
TO ASK

Today I'm Grateful For...

DATE:

GESTATIONAL AGE: _____
WEIGHT: _____

NICU DAY #

Today We Got To

- ☐ PHONE CALL
- ☐ TOUCH
- ☐ DIAPER
- ☐ HOLD

- ☐ SKIN TO SKIN
- ☐ TAKE TEMP
- ☐ FEEDING
- ☐ READ

- ☐ SING
- ☐ BATH
- ☐ MASSAGE
- ☐ VISITORS

- ☐ _____
- ☐ _____
- ☐ _____
- ☐ _____

Feedings

_____   _____
_____   _____
_____   _____
_____   _____
_____   _____

Medical Stats & Notes

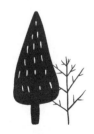

Journaling

QUESTIONS
TO ASK

Today I'm Grateful For...

DATE:

GESTATIONAL AGE: _____

WEIGHT: _____

NICU DAY #

Today We Got To

- ☐ PHONE CALL
- ☐ TOUCH
- ☐ DIAPER
- ☐ HOLD

- ☐ SKIN TO SKIN
- ☐ TAKE TEMP
- ☐ FEEDING
- ☐ READ

- ☐ SING
- ☐ BATH
- ☐ MASSAGE
- ☐ VISITORS

- ☐ _____
- ☐ _____
- ☐ _____
- ☐ _____

Feedings

Medical Stats & Notes

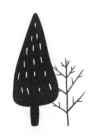

Journaling

_____
_____
_____
_____
_____
_____
_____
_____
_____
_____
_____
_____
_____

QUESTIONS
TO ASK

_____
_____
_____
_____
_____

Today I'm Grateful For...

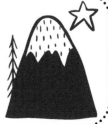

DATE:

GESTATIONAL AGE: _____

WEIGHT: _____

NICU DAY #

Today We Got To

- ☐ PHONE CALL
- ☐ TOUCH
- ☐ DIAPER
- ☐ HOLD

- ☐ SKIN TO SKIN
- ☐ TAKE TEMP
- ☐ FEEDING
- ☐ READ

- ☐ SING
- ☐ BATH
- ☐ MASSAGE
- ☐ VISITORS

- ☐ _____
- ☐ _____
- ☐ _____
- ☐ _____

Feedings

_____   _____
_____   _____
_____   _____
_____   _____
_____   _____

Medical Stats & Notes

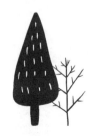

Journaling

QUESTIONS
TO ASK

Today I'm Grateful For...

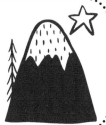

DATE:

GESTATIONAL AGE: _____

WEIGHT: _____

NICU DAY #

Today We Got To

- ☐ PHONE CALL
- ☐ TOUCH
- ☐ DIAPER
- ☐ HOLD

- ☐ SKIN TO SKIN
- ☐ TAKE TEMP
- ☐ FEEDING
- ☐ READ

- ☐ SING
- ☐ BATH
- ☐ MASSAGE
- ☐ VISITORS

- ☐ _____
- ☐ _____
- ☐ _____
- ☐ _____

Feedings

_____   _____
_____   _____
_____   _____
_____   _____
_____   _____
_____   _____

Medical Stats & Notes

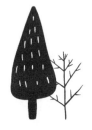

Journaling

_____

_____

_____

_____

_____

_____

_____

_____

_____

_____

_____

_____

_____

_____

_____

_____

_____

_____

QUESTIONS
TO ASK

Today I'm Grateful For...

DATE:

GESTATIONAL AGE: _____

WEIGHT: _____

NICU DAY #

Today We Got To

☐ PHONE CALL   ☐ SKIN TO SKIN   ☐ SING   ☐ _____
☐ TOUCH   ☐ TAKE TEMP   ☐ BATH   ☐ _____
☐ DIAPER   ☐ FEEDING   ☐ MASSAGE   ☐ _____
☐ HOLD   ☐ READ   ☐ VISITORS   ☐ _____

Feedings

_____   _____
_____   _____
_____   _____
_____   _____
_____   _____
_____   _____

Medical Stats & Notes

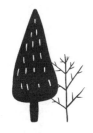

Journaling

_____
_____
_____
_____
_____
_____
_____
_____
_____
_____
_____
_____
_____

QUESTIONS
TO ASK

_____
_____
_____
_____

Today I'm Grateful For...

DATE: _____

GESTATIONAL AGE: _____

WEIGHT: _____

NICU DAY #

Today We Got To

- ☐ PHONE CALL
- ☐ TOUCH
- ☐ DIAPER
- ☐ HOLD

- ☐ SKIN TO SKIN
- ☐ TAKE TEMP
- ☐ FEEDING
- ☐ READ

- ☐ SING
- ☐ BATH
- ☐ MASSAGE
- ☐ VISITORS

- ☐ _____
- ☐ _____
- ☐ _____
- ☐ _____

Feedings

_____   _____
_____   _____
_____   _____
_____   _____
_____   _____
_____

Medical Stats & Notes

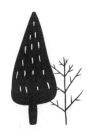

Journaling

_____

_____

_____

_____

_____

_____

_____

_____

_____

_____

_____

_____

QUESTIONS
TO ASK

_____

_____

_____

_____

_____

Today I'm Grateful For...

DATE:

GESTATIONAL AGE: _____

WEIGHT: _____

NICU DAY #

Today We Got To

- ☐ PHONE CALL
- ☐ TOUCH
- ☐ DIAPER
- ☐ HOLD

- ☐ SKIN TO SKIN
- ☐ TAKE TEMP
- ☐ FEEDING
- ☐ READ

- ☐ SING
- ☐ BATH
- ☐ MASSAGE
- ☐ VISITORS

- ☐ _____
- ☐ _____
- ☐ _____
- ☐ _____

Feedings

_____   _____
_____   _____
_____   _____
_____   _____
_____   _____
_____   _____

Medical Stats & Notes

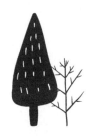

Journaling

★ ★
★

_____
_____
_____
_____
_____
_____
_____
_____
_____
_____
_____
_____
_____

QUESTIONS
TO ASK

_____
_____
_____
_____

Today I'm Grateful For...

DATE:

GESTATIONAL AGE: _____

WEIGHT: _____

NICU DAY #

Today We Got To

☐ PHONE CALL   ☐ SKIN TO SKIN   ☐ SING   ☐ _____
☐ TOUCH   ☐ TAKE TEMP   ☐ BATH   ☐ _____
☐ DIAPER   ☐ FEEDING   ☐ MASSAGE   ☐ _____
☐ HOLD   ☐ READ   ☐ VISITORS   ☐ _____

Feedings

_____   _____
_____   _____
_____   _____
_____   _____
_____   _____
_____   _____

Medical Stats & Notes

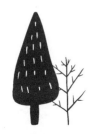

Journaling

_____
_____
_____
_____
_____
_____
_____
_____
_____
_____
_____
_____
_____

QUESTIONS
TO ASK

_____
_____
_____
_____
_____

Today I'm Grateful For...

DATE:

GESTATIONAL AGE: _____

WEIGHT: _____

NICU DAY #

Today We Got To

- ☐ PHONE CALL
- ☐ TOUCH
- ☐ DIAPER
- ☐ HOLD

- ☐ SKIN TO SKIN
- ☐ TAKE TEMP
- ☐ FEEDING
- ☐ READ

- ☐ SING
- ☐ BATH
- ☐ MASSAGE
- ☐ VISITORS

- ☐ _____
- ☐ _____
- ☐ _____
- ☐ _____

Feedings

_____   _____
_____   _____
_____   _____
_____   _____
_____   _____
_____   _____

Medical Stats & Notes

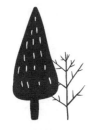

Journaling

_____

_____

_____

_____

_____

_____

_____

_____

_____

_____

_____

_____

_____

QUESTIONS
TO ASK

_____

_____

_____

_____

_____

Today I'm Grateful For...

DATE:

GESTATIONAL AGE: _____

WEIGHT: _____

NICU DAY #

Today We Got To

- ☐ PHONE CALL
- ☐ TOUCH
- ☐ DIAPER
- ☐ HOLD

- ☐ SKIN TO SKIN
- ☐ TAKE TEMP
- ☐ FEEDING
- ☐ READ

- ☐ SING
- ☐ BATH
- ☐ MASSAGE
- ☐ VISITORS

- ☐ _____
- ☐ _____
- ☐ _____
- ☐ _____

Feedings

_____   _____
_____   _____
_____   _____
_____   _____
_____   _____
_____   _____

Medical Stats & Notes

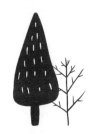

Journaling

_____
_____
_____
_____
_____
_____
_____
_____
_____
_____
_____
_____
_____

QUESTIONS
TO ASK

_____
_____
_____

Today I'm Grateful For...

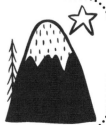

DATE:

GESTATIONAL AGE: _____

WEIGHT: _____

NICU DAY #

Today We Got To

- ☐ PHONE CALL
- ☐ TOUCH
- ☐ DIAPER
- ☐ HOLD

- ☐ SKIN TO SKIN
- ☐ TAKE TEMP
- ☐ FEEDING
- ☐ READ

- ☐ SING
- ☐ BATH
- ☐ MASSAGE
- ☐ VISITORS

- ☐ _____
- ☐ _____
- ☐ _____
- ☐ _____

Feedings

_____   _____
_____   _____
_____   _____
_____   _____
_____   _____
_____

Medical Stats & Notes

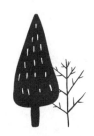

Journaling

_____

_____

_____

_____

_____

_____

_____

_____

_____

_____

_____

QUESTIONS
TO ASK

_____

_____

_____

_____

_____

Today I'm Grateful For...

DATE:

GESTATIONAL AGE: _____
WEIGHT: _____

NICU DAY #

Today We Got To

- ☐ PHONE CALL
- ☐ TOUCH
- ☐ DIAPER
- ☐ HOLD

- ☐ SKIN TO SKIN
- ☐ TAKE TEMP
- ☐ FEEDING
- ☐ READ

- ☐ SING
- ☐ BATH
- ☐ MASSAGE
- ☐ VISITORS

- ☐ _____
- ☐ _____
- ☐ _____
- ☐ _____

Feedings

_____   _____
_____   _____
_____   _____
_____   _____
_____   _____
_____   _____

Medical Stats & Notes

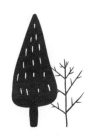

Journaling

_____
_____
_____
_____
_____
_____
_____
_____
_____
_____
_____
_____
_____
_____

QUESTIONS
TO ASK

_____
_____
_____
_____

Today I'm Grateful For...

DATE:

GESTATIONAL AGE: _____

WEIGHT: _____

NICU DAY #

Today We Got To

- ☐ PHONE CALL
- ☐ TOUCH
- ☐ DIAPER
- ☐ HOLD

- ☐ SKIN TO SKIN
- ☐ TAKE TEMP
- ☐ FEEDING
- ☐ READ

- ☐ SING
- ☐ BATH
- ☐ MASSAGE
- ☐ VISITORS

- ☐ _____
- ☐ _____
- ☐ _____
- ☐ _____

Feedings

_____   _____
_____   _____
_____   _____
_____   _____
_____   _____

Medical Stats & Notes

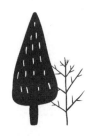

Journaling

★ ★
★

_____
_____
_____
_____
_____
_____
_____
_____
_____
_____
_____
_____
_____
_____

QUESTIONS
TO ASK

Today I'm Grateful For...

DATE:

GESTATIONAL AGE: _____

WEIGHT: _____

NICU DAY #

Today We Got To

- ☐ PHONE CALL
- ☐ TOUCH
- ☐ DIAPER
- ☐ HOLD

- ☐ SKIN TO SKIN
- ☐ TAKE TEMP
- ☐ FEEDING
- ☐ READ

- ☐ SING
- ☐ BATH
- ☐ MASSAGE
- ☐ VISITORS

- ☐ _____
- ☐ _____
- ☐ _____
- ☐ _____

Feedings

_____   _____
_____   _____
_____   _____
_____   _____
_____   _____
_____

Medical Stats & Notes

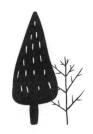

Journaling

_____
_____
_____
_____
_____
_____
_____
_____
_____
_____
_____
_____
_____

QUESTIONS
TO ASK

_____
_____
_____
_____

Today I'm Grateful For...

DATE:

GESTATIONAL AGE: _____

WEIGHT: _____

NICU DAY #

Today We Got To

- ☐ PHONE CALL
- ☐ TOUCH
- ☐ DIAPER
- ☐ HOLD

- ☐ SKIN TO SKIN
- ☐ TAKE TEMP
- ☐ FEEDING
- ☐ READ

- ☐ SING
- ☐ BATH
- ☐ MASSAGE
- ☐ VISITORS

- ☐ _____
- ☐ _____
- ☐ _____
- ☐ _____

Feedings

_____   _____
_____   _____
_____   _____
_____   _____
_____   _____

Medical Stats & Notes

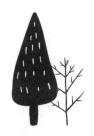

Journaling

★ ★
★

_____
_____
_____
_____
_____
_____
_____
_____
_____
_____
_____
_____
_____

QUESTIONS
TO ASK

_____
_____
_____
_____

Today I'm Grateful For...

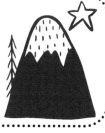

DATE:

GESTATIONAL AGE: _____

WEIGHT: _____

NICU DAY #

Today We Got To

- ☐ PHONE CALL
- ☐ TOUCH
- ☐ DIAPER
- ☐ HOLD

- ☐ SKIN TO SKIN
- ☐ TAKE TEMP
- ☐ FEEDING
- ☐ READ

- ☐ SING
- ☐ BATH
- ☐ MASSAGE
- ☐ VISITORS

- ☐ _____
- ☐ _____
- ☐ _____
- ☐ _____

Feedings

_____   _____
_____   _____
_____   _____
_____   _____
_____   _____
_____   _____

Medical Stats & Notes

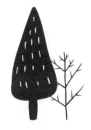

Journaling

_____

_____

_____

_____

_____

_____

_____

_____

_____

_____

_____

_____

_____

QUESTIONS
TO ASK

_____

_____

_____

_____

_____

Today I'm Grateful For...

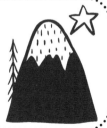

DATE:

GESTATIONAL AGE: _____

WEIGHT: _____

NICU DAY #

Today We Got To

- ☐ PHONE CALL
- ☐ TOUCH
- ☐ DIAPER
- ☐ HOLD

- ☐ SKIN TO SKIN
- ☐ TAKE TEMP
- ☐ FEEDING
- ☐ READ

- ☐ SING
- ☐ BATH
- ☐ MASSAGE
- ☐ VISITORS

- ☐ _____
- ☐ _____
- ☐ _____
- ☐ _____

Feedings

_____   _____
_____   _____
_____   _____
_____   _____
_____   _____
_____   _____

Medical Stats & Notes

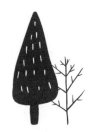

Journaling

QUESTIONS
TO ASK

Today I'm Grateful For...

DATE:

GESTATIONAL AGE: _____

WEIGHT: _____

NICU DAY #

Today We Got To

☐ PHONE CALL   ☐ SKIN TO SKIN   ☐ SING   ☐ _____
☐ TOUCH   ☐ TAKE TEMP   ☐ BATH   ☐ _____
☐ DIAPER   ☐ FEEDING   ☐ MASSAGE   ☐ _____
☐ HOLD   ☐ READ   ☐ VISITORS ☐ _____

Feedings

_____   _____
_____   _____
_____   _____
_____   _____
_____   _____
_____   _____

Medical Stats & Notes

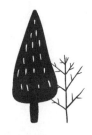

Journaling

_____
_____
_____
_____
_____
_____
_____
_____
_____
_____
_____
_____

QUESTIONS
TO ASK

_____
_____
_____
_____
_____
_____

Today I'm Grateful For...

DATE:

GESTATIONAL AGE: _____

WEIGHT: _____

NICU DAY #

Today We Got To

☐ PHONE CALL   ☐ SKIN TO SKIN   ☐ SING   ☐ _____
☐ TOUCH   ☐ TAKE TEMP   ☐ BATH   ☐ _____
☐ DIAPER   ☐ FEEDING   ☐ MASSAGE   ☐ _____
☐ HOLD   ☐ READ   ☐ VISITORS   ☐ _____

Feedings

_____   _____
_____   _____
_____   _____
_____   _____
_____   _____
_____   _____

Medical Stats & Notes

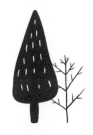

Journaling

_____

_____

_____

_____

_____

_____

_____

_____

_____

_____

_____

_____

_____

_____

_____

_____

QUESTIONS
TO ASK

Today I'm Grateful For...

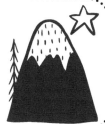

DATE:

GESTATIONAL AGE: _____
WEIGHT: _____

NICU DAY #

Today We Got To

☐ PHONE CALL   ☐ SKIN TO SKIN   ☐ SING   ☐ _____
☐ TOUCH   ☐ TAKE TEMP   ☐ BATH   ☐ _____
☐ DIAPER   ☐ FEEDING   ☐ MASSAGE   ☐ _____
☐ HOLD   ☐ READ   ☐ VISITORS ☐ _____

Feedings

_____   _____
_____   _____
_____   _____
_____   _____
_____   _____
_____   _____

Medical Stats & Notes

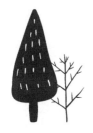

Journaling

_____

_____

_____

_____

_____

_____

_____

_____

_____

_____

_____

_____

QUESTIONS
TO ASK

Today I'm Grateful For...

DATE:

GESTATIONAL AGE: _____

WEIGHT: _____

NICU DAY #

Today We Got To

☐ PHONE CALL   ☐ SKIN TO SKIN   ☐ SING   ☐ _____
☐ TOUCH   ☐ TAKE TEMP   ☐ BATH   ☐ _____
☐ DIAPER   ☐ FEEDING   ☐ MASSAGE   ☐ _____
☐ HOLD   ☐ READ   ☐ VISITORS ☐ _____

Feedings

_____   _____
_____   _____
_____   _____
_____   _____
_____   _____
_____   _____

Medical Stats & Notes

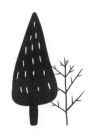

Journaling

_____

_____

_____

_____

_____

_____

_____

_____

_____

_____

_____

_____

_____

QUESTIONS
TO ASK

_____

_____

_____

_____

Today I'm Grateful For...

DATE:

GESTATIONAL AGE: _____

WEIGHT: _____

NICU DAY #

Today We Got To

- ☐ PHONE CALL
- ☐ TOUCH
- ☐ DIAPER
- ☐ HOLD

- ☐ SKIN TO SKIN
- ☐ TAKE TEMP
- ☐ FEEDING
- ☐ READ

- ☐ SING
- ☐ BATH
- ☐ MASSAGE
- ☐ VISITORS

- ☐ _____
- ☐ _____
- ☐ _____
- ☐ _____

Feedings

_____   _____
_____   _____
_____   _____
_____   _____
_____   _____
_____   _____

Medical Stats & Notes

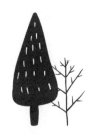

Journaling

QUESTIONS
TO ASK

Today I'm Grateful For...

DATE:

GESTATIONAL AGE: _____

WEIGHT: _____

NICU DAY #

Today We Got To

- ☐ PHONE CALL
- ☐ TOUCH
- ☐ DIAPER
- ☐ HOLD

- ☐ SKIN TO SKIN
- ☐ TAKE TEMP
- ☐ FEEDING
- ☐ READ

- ☐ SING
- ☐ BATH
- ☐ MASSAGE
- ☐ VISITORS

- ☐ _____
- ☐ _____
- ☐ _____
- ☐ _____

Feedings

_____   _____
_____   _____
_____   _____
_____   _____
_____   _____
_____   _____

Medical Stats & Notes

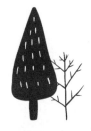

Journaling

QUESTIONS
TO ASK

Today I'm Grateful For...

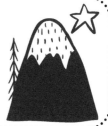

DATE:

GESTATIONAL AGE: _____

WEIGHT: _____

NICU DAY #

Today We Got To

- ☐ PHONE CALL
- ☐ TOUCH
- ☐ DIAPER
- ☐ HOLD

- ☐ SKIN TO SKIN
- ☐ TAKE TEMP
- ☐ FEEDING
- ☐ READ

- ☐ SING
- ☐ BATH
- ☐ MASSAGE
- ☐ VISITORS

- ☐ _____
- ☐ _____
- ☐ _____
- ☐ _____

Feedings

_____   _____
_____   _____
_____   _____
_____   _____
_____   _____
_____   _____

Medical Stats & Notes

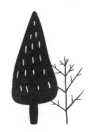

Journaling

_____
_____
_____
_____
_____
_____
_____
_____
_____
_____
_____
_____
_____

QUESTIONS
TO ASK

_____
_____
_____
_____
_____

Today I'm Grateful For...

DATE:

GESTATIONAL AGE: _____

WEIGHT: _____

NICU DAY #

Today We Got To

- ☐ PHONE CALL
- ☐ TOUCH
- ☐ DIAPER
- ☐ HOLD

- ☐ SKIN TO SKIN
- ☐ TAKE TEMP
- ☐ FEEDING
- ☐ READ

- ☐ SING
- ☐ BATH
- ☐ MASSAGE
- ☐ VISITORS

- ☐ _____
- ☐ _____
- ☐ _____
- ☐ _____

Feedings

_____   _____
_____   _____
_____   _____
_____   _____
_____   _____

Medical Stats & Notes

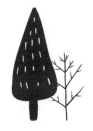

Journaling

_____
_____
_____
_____
_____
_____
_____
_____
_____
_____
_____
_____
_____

QUESTIONS
TO ASK

_____
_____
_____
_____

Today I'm Grateful For...

DATE:

GESTATIONAL AGE: _____

WEIGHT: _____

NICU DAY #

Today We Got To

- ☐ PHONE CALL
- ☐ TOUCH
- ☐ DIAPER
- ☐ HOLD
- ☐ SKIN TO SKIN
- ☐ TAKE TEMP
- ☐ FEEDING
- ☐ READ
- ☐ SING
- ☐ BATH
- ☐ MASSAGE
- ☐ VISITORS
- ☐ _____
- ☐ _____
- ☐ _____
- ☐ _____

Feedings

_____   _____
_____   _____
_____   _____
_____   _____
_____   _____
_____   _____

Medical Stats & Notes

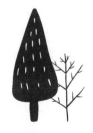

Journaling

_____
_____
_____
_____
_____
_____
_____
_____
_____
_____
_____
_____
_____
_____

QUESTIONS
TO ASK

_____
_____
_____
_____

Today I'm Grateful For...

DATE:

GESTATIONAL AGE: _____

WEIGHT: _____

NICU DAY #

Today We Got To

- ☐ PHONE CALL
- ☐ TOUCH
- ☐ DIAPER
- ☐ HOLD

- ☐ SKIN TO SKIN
- ☐ TAKE TEMP
- ☐ FEEDING
- ☐ READ

- ☐ SING
- ☐ BATH
- ☐ MASSAGE
- ☐ VISITORS

- ☐ _____
- ☐ _____
- ☐ _____
- ☐ _____

Feedings

_____   _____

_____   _____

_____   _____

_____   _____

_____   _____

Medical Stats & Notes

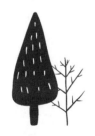

Journaling

QUESTIONS
TO ASK

Today I'm Grateful For...

DATE:

GESTATIONAL AGE: _____
WEIGHT: _____

NICU DAY #

Today We Got To

- ☐ PHONE CALL
- ☐ TOUCH
- ☐ DIAPER
- ☐ HOLD

- ☐ SKIN TO SKIN
- ☐ TAKE TEMP
- ☐ FEEDING
- ☐ READ

- ☐ SING
- ☐ BATH
- ☐ MASSAGE
- ☐ VISITORS

- ☐ _____
- ☐ _____
- ☐ _____
- ☐ _____

Feedings

_____   _____
_____   _____
_____   _____
_____   _____
_____   _____
_____   _____

Medical Stats & Notes

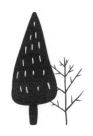

Journaling

_____

_____

_____

_____

_____

_____

_____

_____

_____

_____

_____

_____

_____

QUESTIONS
TO ASK

_____

_____

_____

_____

_____

Today I'm Grateful For...

DATE:

GESTATIONAL AGE: _____

WEIGHT: _____

NICU DAY #

Today We Got To

- ☐ PHONE CALL
- ☐ TOUCH
- ☐ DIAPER
- ☐ HOLD

- ☐ SKIN TO SKIN
- ☐ TAKE TEMP
- ☐ FEEDING
- ☐ READ

- ☐ SING
- ☐ BATH
- ☐ MASSAGE
- ☐ VISITORS

- ☐ _____
- ☐ _____
- ☐ _____
- ☐ _____

Feedings

_____   _____
_____   _____
_____   _____
_____   _____
_____   _____
_____   _____

Medical Stats & Notes

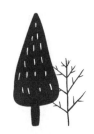

Journaling

_____
_____
_____
_____
_____
_____
_____
_____
_____
_____
_____
_____

QUESTIONS
TO ASK

_____
_____
_____
_____
_____

Today I'm Grateful For...

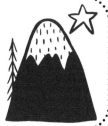

DATE:

GESTATIONAL AGE: _____

WEIGHT: _____

NICU DAY #

Today We Got To

- ☐ PHONE CALL
- ☐ TOUCH
- ☐ DIAPER
- ☐ HOLD

- ☐ SKIN TO SKIN
- ☐ TAKE TEMP
- ☐ FEEDING
- ☐ READ

- ☐ SING
- ☐ BATH
- ☐ MASSAGE
- ☐ VISITORS

- ☐ _____
- ☐ _____
- ☐ _____
- ☐ _____

Feedings

_____   _____
_____   _____
_____   _____
_____   _____
_____   _____

Medical Stats & Notes

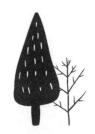

Journaling

QUESTIONS
TO ASK

Today I'm Grateful For...

DATE:

GESTATIONAL AGE: _____

WEIGHT: _____

NICU DAY #

Today We Got To

- ☐ PHONE CALL
- ☐ TOUCH
- ☐ DIAPER
- ☐ HOLD

- ☐ SKIN TO SKIN
- ☐ TAKE TEMP
- ☐ FEEDING
- ☐ READ

- ☐ SING
- ☐ BATH
- ☐ MASSAGE
- ☐ VISITORS

- ☐ _____
- ☐ _____
- ☐ _____
- ☐ _____

Feedings

_____   _____
_____   _____
_____   _____
_____   _____
_____   _____

Medical Stats & Notes

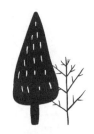

Journaling

_____

_____

_____

_____

_____

_____

_____

_____

_____

_____

_____

_____

_____

QUESTIONS
TO ASK

_____

_____

_____

_____

Today I'm Grateful For...

DATE:

GESTATIONAL AGE: _____
WEIGHT: _____

NICU DAY #

Today We Got To

- ☐ PHONE CALL
- ☐ TOUCH
- ☐ DIAPER
- ☐ HOLD

- ☐ SKIN TO SKIN
- ☐ TAKE TEMP
- ☐ FEEDING
- ☐ READ

- ☐ SING
- ☐ BATH
- ☐ MASSAGE
- ☐ VISITORS

- ☐ _____
- ☐ _____
- ☐ _____
- ☐ _____

Feedings

_____   _____
_____   _____
_____   _____
_____   _____
_____   _____
_____   _____

Medical Stats & Notes

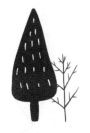

Journaling

_____

_____

_____

_____

_____

_____

_____

_____

_____

_____

_____

_____

QUESTIONS
TO ASK

_____

_____

_____

_____

_____

Today I'm Grateful For...

DATE:

GESTATIONAL AGE: _____

WEIGHT: _____

NICU DAY #

Today We Got To

- ☐ PHONE CALL
- ☐ TOUCH
- ☐ DIAPER
- ☐ HOLD

- ☐ SKIN TO SKIN
- ☐ TAKE TEMP
- ☐ FEEDING
- ☐ READ

- ☐ SING
- ☐ BATH
- ☐ MASSAGE
- ☐ VISITORS

- ☐ _____
- ☐ _____
- ☐ _____
- ☐ _____

Feedings

_____   _____
_____   _____
_____   _____
_____   _____
_____   _____
_____   _____

Medical Stats & Notes

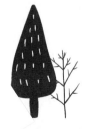

Journaling

_____
_____
_____
_____
_____
_____
_____
_____
_____
_____
_____
_____

QUESTIONS
TO ASK

_____
_____
_____
_____
_____

Today I'm Grateful For...

DATE:

GESTATIONAL AGE: _____

WEIGHT: _____

NICU DAY #

Today We Got To

- ☐ PHONE CALL
- ☐ TOUCH
- ☐ DIAPER
- ☐ HOLD

- ☐ SKIN TO SKIN
- ☐ TAKE TEMP
- ☐ FEEDING
- ☐ READ

- ☐ SING
- ☐ BATH
- ☐ MASSAGE
- ☐ VISITORS

- ☐ _____
- ☐ _____
- ☐ _____
- ☐ _____

Feedings

_____   _____
_____   _____
_____   _____
_____   _____
_____   _____
_____   _____

Medical Stats & Notes

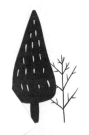

Journaling

_____
_____
_____
_____
_____
_____
_____
_____
_____
_____
_____
_____
_____

QUESTIONS
TO ASK

Today I'm Grateful For...

DATE: _____

GESTATIONAL AGE: _____

WEIGHT: _____

NICU DAY #

Today We Got To

- ☐ PHONE CALL
- ☐ TOUCH
- ☐ DIAPER
- ☐ HOLD

- ☐ SKIN TO SKIN
- ☐ TAKE TEMP
- ☐ FEEDING
- ☐ READ

- ☐ SING
- ☐ BATH
- ☐ MASSAGE
- ☐ VISITORS

- ☐ _____
- ☐ _____
- ☐ _____
- ☐ _____

Feedings

_____   _____
_____   _____
_____   _____
_____   _____
_____   _____
_____   _____

Medical Stats & Notes

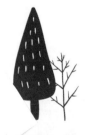

Journaling

_____
_____
_____
_____
_____
_____
_____
_____
_____
_____
_____
_____
_____
_____

QUESTIONS
TO ASK

Today I'm Grateful For...

DATE:

GESTATIONAL AGE: _____
WEIGHT: _____

NICU DAY #

Today We Got To

- [ ] PHONE CALL
- [ ] TOUCH
- [ ] DIAPER
- [ ] HOLD

- [ ] SKIN TO SKIN
- [ ] TAKE TEMP
- [ ] FEEDING
- [ ] READ

- [ ] SING
- [ ] BATH
- [ ] MASSAGE
- [ ] VISITORS

- [ ] _____
- [ ] _____
- [ ] _____
- [ ] _____

Feedings

_____   _____
_____   _____
_____   _____
_____   _____
_____   _____
_____   _____

Medical Stats & Notes

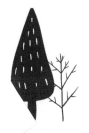

Journaling

_____
_____
_____
_____
_____
_____
_____
_____
_____
_____
_____
_____
_____

QUESTIONS
TO ASK

_____
_____
_____
_____

Today I'm Grateful For...

DATE:

GESTATIONAL AGE: _____

WEIGHT: _____

NICU DAY #

Today We Got To

- ☐ PHONE CALL
- ☐ TOUCH
- ☐ DIAPER
- ☐ HOLD

- ☐ SKIN TO SKIN
- ☐ TAKE TEMP
- ☐ FEEDING
- ☐ READ

- ☐ SING
- ☐ BATH
- ☐ MASSAGE
- ☐ VISITORS

- ☐ _____
- ☐ _____
- ☐ _____
- ☐ _____

Feedings

_____   _____
_____   _____
_____   _____
_____   _____
_____   _____
_____   _____

Medical Stats & Notes

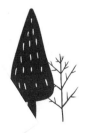

Journaling

_____

_____

_____

_____

_____

_____

_____

_____

_____

_____

_____

_____

_____

QUESTIONS
TO ASK

_____

_____

_____

_____

_____

Today I'm Grateful For...

DATE:

GESTATIONAL AGE: _____

WEIGHT: _____

NICU DAY #

Today We Got To

- ☐ PHONE CALL
- ☐ TOUCH
- ☐ DIAPER
- ☐ HOLD

- ☐ SKIN TO SKIN
- ☐ TAKE TEMP
- ☐ FEEDING
- ☐ READ

- ☐ SING
- ☐ BATH
- ☐ MASSAGE
- ☐ VISITORS

- ☐ _____
- ☐ _____
- ☐ _____
- ☐ _____

Feedings

_____   _____
_____   _____
_____   _____
_____   _____
_____   _____
_____   _____

Medical Stats & Notes

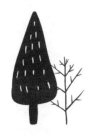

Journaling

_____
_____
_____
_____
_____
_____
_____
_____
_____
_____
_____
_____
_____
_____
_____

QUESTIONS
TO ASK

_____
_____
_____
_____
_____

Today I'm Grateful For...

DATE:

GESTATIONAL AGE: _____

WEIGHT: _____

NICU DAY #

Today We Got To

- ☐ PHONE CALL
- ☐ TOUCH
- ☐ DIAPER
- ☐ HOLD

- ☐ SKIN TO SKIN
- ☐ TAKE TEMP
- ☐ FEEDING
- ☐ READ

- ☐ SING
- ☐ BATH
- ☐ MASSAGE
- ☐ VISITORS

- ☐ _____
- ☐ _____
- ☐ _____
- ☐ _____

Feedings

_____   _____
_____   _____
_____   _____
_____   _____
_____   _____
_____   _____

Medical Stats & Notes

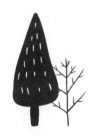

Journaling

_____
_____
_____
_____
_____
_____
_____
_____
_____
_____
_____
_____
_____

QUESTIONS
TO ASK

_____
_____
_____
_____
_____

Today I'm Grateful For...

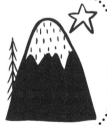

DATE:

GESTATIONAL AGE: _____

WEIGHT: _____

NICU DAY #

Today We Got To

- ☐ PHONE CALL
- ☐ TOUCH
- ☐ DIAPER
- ☐ HOLD

- ☐ SKIN TO SKIN
- ☐ TAKE TEMP
- ☐ FEEDING
- ☐ READ

- ☐ SING
- ☐ BATH
- ☐ MASSAGE
- ☐ VISITORS

- ☐ _____
- ☐ _____
- ☐ _____
- ☐ _____

Feedings

_____   _____
_____   _____
_____   _____
_____   _____
_____   _____
_____   _____

Medical Stats & Notes

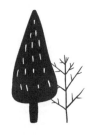

Journaling

QUESTIONS
TO ASK

Today I'm Grateful For...

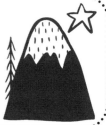

DATE:

GESTATIONAL AGE: _____
WEIGHT: _____

NICU DAY #

Today We Got To

- ☐ PHONE CALL
- ☐ TOUCH
- ☐ DIAPER
- ☐ HOLD

- ☐ SKIN TO SKIN
- ☐ TAKE TEMP
- ☐ FEEDING
- ☐ READ

- ☐ SING
- ☐ BATH
- ☐ MASSAGE
- ☐ VISITORS

- ☐ _____
- ☐ _____
- ☐ _____
- ☐ _____

Feedings

_____   _____
_____   _____
_____   _____
_____   _____
_____   _____
_____   _____

Medical Stats & Notes

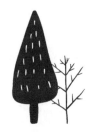

Journaling

QUESTIONS
TO ASK

Today I'm Grateful For...

DATE:

GESTATIONAL AGE: _____
WEIGHT: _____

NICU DAY #

Today We Got To

- ☐ PHONE CALL
- ☐ TOUCH
- ☐ DIAPER
- ☐ HOLD

- ☐ SKIN TO SKIN
- ☐ TAKE TEMP
- ☐ FEEDING
- ☐ READ

- ☐ SING
- ☐ BATH
- ☐ MASSAGE
- ☐ VISITORS

- ☐ _____
- ☐ _____
- ☐ _____
- ☐ _____

Feedings

_____   _____
_____   _____
_____   _____
_____   _____
_____   _____
_____   _____

Medical Stats & Notes

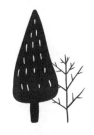

Journaling

QUESTIONS
TO ASK

Today I'm Grateful For...

DATE:

GESTATIONAL AGE: _____
WEIGHT: _____

NICU DAY #

Today We Got To

- ☐ PHONE CALL
- ☐ TOUCH
- ☐ DIAPER
- ☐ HOLD

- ☐ SKIN TO SKIN
- ☐ TAKE TEMP
- ☐ FEEDING
- ☐ READ

- ☐ SING
- ☐ BATH
- ☐ MASSAGE
- ☐ VISITORS

- ☐ _____
- ☐ _____
- ☐ _____
- ☐ _____

Feedings

_____   _____
_____   _____
_____   _____
_____   _____
_____   _____
_____   _____

Medical Stats & Notes

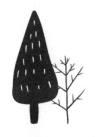

Journaling

QUESTIONS
TO ASK

Today I'm Grateful For...

DATE:

GESTATIONAL AGE: _____

WEIGHT: _____

NICU DAY #

Today We Got To

- ☐ PHONE CALL
- ☐ TOUCH
- ☐ DIAPER
- ☐ HOLD

- ☐ SKIN TO SKIN
- ☐ TAKE TEMP
- ☐ FEEDING
- ☐ READ

- ☐ SING
- ☐ BATH
- ☐ MASSAGE
- ☐ VISITORS

- ☐ _____
- ☐ _____
- ☐ _____
- ☐ _____

Feedings

_____   _____
_____   _____
_____   _____
_____   _____
_____   _____

Medical Stats & Notes

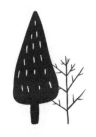

Journaling

_____

_____

_____

_____

_____

_____

_____

_____

_____

_____

_____

_____

_____

_____

QUESTIONS
TO ASK

_____

_____

_____

_____

_____

Today I'm Grateful For...

DATE:

GESTATIONAL AGE: _____

WEIGHT: _____

NICU DAY #

Today We Got To

- ☐ PHONE CALL
- ☐ TOUCH
- ☐ DIAPER
- ☐ HOLD
- ☐ SKIN TO SKIN
- ☐ TAKE TEMP
- ☐ FEEDING
- ☐ READ
- ☐ SING
- ☐ BATH
- ☐ MASSAGE
- ☐ VISITORS
- ☐ _____
- ☐ _____
- ☐ _____
- ☐ _____

Feedings

_____   _____
_____   _____
_____   _____
_____   _____
_____   _____
_____   _____

Medical Stats & Notes

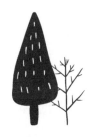

Journaling

★ ★
★

_____
_____
_____
_____
_____
_____
_____
_____
_____
_____
_____

QUESTIONS
TO ASK

_____
_____
_____
_____
_____
_____

Today I'm Grateful For...

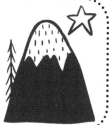

DATE:

GESTATIONAL AGE: _____
WEIGHT: _____

NICU DAY #

Today We Got To

- ☐ PHONE CALL
- ☐ TOUCH
- ☐ DIAPER
- ☐ HOLD

- ☐ SKIN TO SKIN
- ☐ TAKE TEMP
- ☐ FEEDING
- ☐ READ

- ☐ SING
- ☐ BATH
- ☐ MASSAGE
- ☐ VISITORS

- ☐ _____
- ☐ _____
- ☐ _____
- ☐ _____

Feedings

_____   _____
_____   _____
_____   _____
_____   _____
_____   _____
_____   _____

Medical Stats & Notes

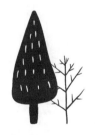

Journaling

QUESTIONS
TO ASK

Today I'm Grateful For...

DATE:

GESTATIONAL AGE: _____

WEIGHT: _____

NICU DAY #

Today We Got To

- ☐ PHONE CALL
- ☐ TOUCH
- ☐ DIAPER
- ☐ HOLD

- ☐ SKIN TO SKIN
- ☐ TAKE TEMP
- ☐ FEEDING
- ☐ READ

- ☐ SING
- ☐ BATH
- ☐ MASSAGE
- ☐ VISITORS

- ☐ _____
- ☐ _____
- ☐ _____
- ☐ _____

Feedings

_____   _____

_____   _____

_____   _____

_____   _____

_____   _____

_____   _____

Medical Stats & Notes

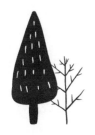

Journaling

QUESTIONS
TO ASK

Today I'm Grateful For...

DATE:

GESTATIONAL AGE: _____

WEIGHT: _____

NICU DAY #

Today We Got To

- ☐ PHONE CALL
- ☐ TOUCH
- ☐ DIAPER
- ☐ HOLD

- ☐ SKIN TO SKIN
- ☐ TAKE TEMP
- ☐ FEEDING
- ☐ READ

- ☐ SING
- ☐ BATH
- ☐ MASSAGE
- ☐ VISITORS

- ☐ _____
- ☐ _____
- ☐ _____
- ☐ _____

Feedings

_____   _____
_____   _____
_____   _____
_____   _____
_____   _____
_____   _____

Medical Stats & Notes

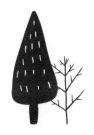

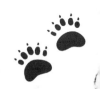

Journaling

QUESTIONS
TO ASK

Today I'm Grateful For...

DATE:

GESTATIONAL AGE: _____

WEIGHT: _____

NICU DAY #

Today We Got To

- ☐ PHONE CALL
- ☐ TOUCH
- ☐ DIAPER
- ☐ HOLD

- ☐ SKIN TO SKIN
- ☐ TAKE TEMP
- ☐ FEEDING
- ☐ READ

- ☐ SING
- ☐ BATH
- ☐ MASSAGE
- ☐ VISITORS

- ☐ _____
- ☐ _____
- ☐ _____
- ☐ _____

Feedings

_____   _____
_____   _____
_____   _____
_____   _____
_____   _____
_____   _____

Medical Stats & Notes

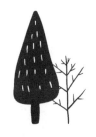

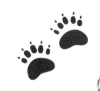

Journaling

_____
_____
_____
_____
_____
_____
_____
_____
_____
_____
_____
_____
_____

QUESTIONS
TO ASK

_____
_____
_____
_____
_____

Today I'm Grateful For...

DATE:

GESTATIONAL AGE: _____

WEIGHT: _____

NICU DAY #

Today We Got To

☐ PHONE CALL   ☐ SKIN TO SKIN   ☐ SING   ☐ _____

☐ TOUCH   ☐ TAKE TEMP   ☐ BATH   ☐ _____

☐ DIAPER   ☐ FEEDING   ☐ MASSAGE   ☐ _____

☐ HOLD   ☐ READ   ☐ VISITORS   ☐ _____

Feedings

_____   _____

_____   _____

_____   _____

_____   _____

_____   _____

Medical Stats & Notes

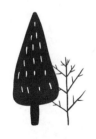

Journaling

QUESTIONS
TO ASK

Today I'm Grateful For...

DATE:

GESTATIONAL AGE: _____

WEIGHT: _____

NICU DAY #

Today We Got To

- ☐ PHONE CALL
- ☐ TOUCH
- ☐ DIAPER
- ☐ HOLD

- ☐ SKIN TO SKIN
- ☐ TAKE TEMP
- ☐ FEEDING
- ☐ READ

- ☐ SING
- ☐ BATH
- ☐ MASSAGE
- ☐ VISITORS

- ☐ _____
- ☐ _____
- ☐ _____
- ☐ _____

Feedings

_____   _____
_____   _____
_____   _____
_____   _____
_____   _____

Medical Stats & Notes

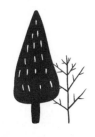

Journaling

_____
_____
_____
_____
_____
_____
_____
_____
_____
_____
_____
_____
_____

QUESTIONS
TO ASK

_____
_____
_____

Today I'm Grateful For...

DATE:

GESTATIONAL AGE: _____

WEIGHT: _____

NICU DAY #

Today We Got To

- ☐ PHONE CALL
- ☐ TOUCH
- ☐ DIAPER
- ☐ HOLD

- ☐ SKIN TO SKIN
- ☐ TAKE TEMP
- ☐ FEEDING
- ☐ READ

- ☐ SING
- ☐ BATH
- ☐ MASSAGE
- ☐ VISITORS

- ☐ _____
- ☐ _____
- ☐ _____
- ☐ _____

Feedings

_____   _____
_____   _____
_____   _____
_____   _____
_____   _____
_____   _____

Medical Stats & Notes

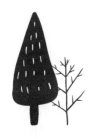

Journaling

QUESTIONS
TO ASK

Today I'm Grateful For...

DATE:

GESTATIONAL AGE: _____
WEIGHT: _____

NICU DAY #

Today We Got To

- ☐ PHONE CALL
- ☐ TOUCH
- ☐ DIAPER
- ☐ HOLD

- ☐ SKIN TO SKIN
- ☐ TAKE TEMP
- ☐ FEEDING
- ☐ READ

- ☐ SING
- ☐ BATH
- ☐ MASSAGE
- ☐ VISITORS

- ☐ _____
- ☐ _____
- ☐ _____
- ☐ _____

Feedings

_____ _____
_____ _____
_____ _____
_____ _____
_____ _____
_____ _____

Medical Stats & Notes

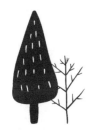

Journaling

QUESTIONS
TO ASK

Today I'm Grateful For...

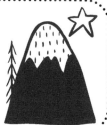

DATE:

GESTATIONAL AGE: _____

WEIGHT: _____

NICU DAY #

Today We Got To

- ☐ PHONE CALL
- ☐ TOUCH
- ☐ DIAPER
- ☐ HOLD

- ☐ SKIN TO SKIN
- ☐ TAKE TEMP
- ☐ FEEDING
- ☐ READ

- ☐ SING
- ☐ BATH
- ☐ MASSAGE
- ☐ VISITORS

- ☐ _____
- ☐ _____
- ☐ _____
- ☐ _____

Feedings

_____   _____
_____   _____
_____   _____
_____   _____
_____   _____
_____   _____

Medical Stats & Notes

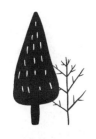

Journaling

_____
_____
_____
_____
_____
_____
_____
_____
_____
_____
_____
_____
_____
_____
_____
_____
_____
_____

QUESTIONS
TO ASK

Today I'm Grateful For...

DATE:

GESTATIONAL AGE: _____

WEIGHT: _____

NICU DAY #

Today We Got To

- ☐ PHONE CALL
- ☐ TOUCH
- ☐ DIAPER
- ☐ HOLD

- ☐ SKIN TO SKIN
- ☐ TAKE TEMP
- ☐ FEEDING
- ☐ READ

- ☐ SING
- ☐ BATH
- ☐ MASSAGE
- ☐ VISITORS

- ☐ _____
- ☐ _____
- ☐ _____
- ☐ _____

Feedings

_____   _____
_____   _____
_____   _____
_____   _____
_____   _____
_____   _____

Medical Stats & Notes

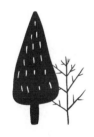

Journaling

_____
_____
_____
_____
_____
_____
_____
_____
_____
_____
_____
_____
_____

QUESTIONS
TO ASK

_____
_____
_____
_____
_____

Today I'm Grateful For...

DATE: _____

GESTATIONAL AGE: _____
WEIGHT: _____

NICU DAY #

Today We Got To

- ☐ PHONE CALL
- ☐ TOUCH
- ☐ DIAPER
- ☐ HOLD

- ☐ SKIN TO SKIN
- ☐ TAKE TEMP
- ☐ FEEDING
- ☐ READ

- ☐ SING
- ☐ BATH
- ☐ MASSAGE
- ☐ VISITORS

- ☐ _____
- ☐ _____
- ☐ _____
- ☐ _____

Feedings

_____   _____
_____   _____
_____   _____
_____   _____
_____   _____

Medical Stats & Notes

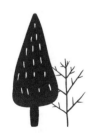

Journaling

QUESTIONS
TO ASK

Today I'm Grateful For...

DATE:

GESTATIONAL AGE: _____

WEIGHT: _____

NICU DAY #

Today We Got To

☐ PHONE CALL   ☐ SKIN TO SKIN   ☐ SING   ☐ _____

☐ TOUCH   ☐ TAKE TEMP   ☐ BATH   ☐ _____

☐ DIAPER   ☐ FEEDING   ☐ MASSAGE   ☐ _____

☐ HOLD   ☐ READ   ☐ VISITORS   ☐ _____

Feedings

_____   _____

_____   _____

_____   _____

_____   _____

_____   _____

Medical Stats & Notes

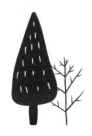

Journaling

_____

_____

_____

_____

_____

_____

_____

_____

_____

_____

_____

_____

_____

QUESTIONS
TO ASK

_____

_____

_____

_____

_____

Today I'm Grateful For...

DATE: _____

GESTATIONAL AGE: _____

WEIGHT: _____

NICU DAY #

Today We Got To

☐ PHONE CALL   ☐ SKIN TO SKIN   ☐ SING   ☐ _____
☐ TOUCH   ☐ TAKE TEMP   ☐ BATH   ☐ _____
☐ DIAPER   ☐ FEEDING   ☐ MASSAGE   ☐ _____
☐ HOLD   ☐ READ   ☐ VISITORS ☐ _____

Feedings

_____   _____
_____   _____
_____   _____
_____   _____
_____   _____
_____   _____

Medical Stats & Notes

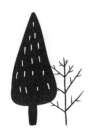

Journaling

★ ★
★

_____

_____

_____

_____

_____

_____

_____

_____

_____

_____

_____

_____

QUESTIONS
TO ASK

_____

_____

_____

_____

_____

_____

Today I'm Grateful For...

DATE:

GESTATIONAL AGE: _____

WEIGHT: _____

NICU DAY #

Today We Got To

- ☐ PHONE CALL
- ☐ TOUCH
- ☐ DIAPER
- ☐ HOLD

- ☐ SKIN TO SKIN
- ☐ TAKE TEMP
- ☐ FEEDING
- ☐ READ

- ☐ SING
- ☐ BATH
- ☐ MASSAGE
- ☐ VISITORS

- ☐ _____
- ☐ _____
- ☐ _____
- ☐ _____

Feedings

_____   _____
_____   _____
_____   _____
_____   _____
_____   _____

Medical Stats & Notes

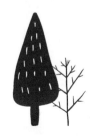

Journaling

_____

_____

_____

_____

_____

_____

_____

_____

_____

_____

_____

_____

QUESTIONS
TO ASK

Today I'm Grateful For...

DATE:

GESTATIONAL AGE: _____

WEIGHT: _____

NICU DAY #

Today We Got To

- ☐ PHONE CALL
- ☐ TOUCH
- ☐ DIAPER
- ☐ HOLD

- ☐ SKIN TO SKIN
- ☐ TAKE TEMP
- ☐ FEEDING
- ☐ READ

- ☐ SING
- ☐ BATH
- ☐ MASSAGE
- ☐ VISITORS

- ☐ _____
- ☐ _____
- ☐ _____
- ☐ _____

Feedings

_____   _____
_____   _____
_____   _____
_____   _____
_____   _____
_____   _____

Medical Stats & Notes

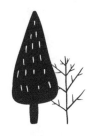

Journaling

_____
_____
_____
_____
_____
_____
_____
_____
_____
_____
_____
_____
_____

QUESTIONS
TO ASK

_____
_____
_____
_____

Today I'm Grateful For...

DATE:

GESTATIONAL AGE: _____

WEIGHT: _____

NICU DAY #

Today We Got To

- ☐ PHONE CALL
- ☐ TOUCH
- ☐ DIAPER
- ☐ HOLD

- ☐ SKIN TO SKIN
- ☐ TAKE TEMP
- ☐ FEEDING
- ☐ READ

- ☐ SING
- ☐ BATH
- ☐ MASSAGE
- ☐ VISITORS

- ☐ _____
- ☐ _____
- ☐ _____
- ☐ _____

Feedings

_____   _____
_____   _____
_____   _____
_____   _____
_____   _____

Medical Stats & Notes

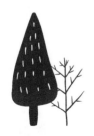
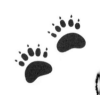

Journaling

QUESTIONS
TO ASK

Today I'm Grateful For...

DATE:

GESTATIONAL AGE: _____
WEIGHT: _____

NICU DAY #

Today We Got To

- ☐ PHONE CALL
- ☐ TOUCH
- ☐ DIAPER
- ☐ HOLD

- ☐ SKIN TO SKIN
- ☐ TAKE TEMP
- ☐ FEEDING
- ☐ READ

- ☐ SING
- ☐ BATH
- ☐ MASSAGE
- ☐ VISITORS

- ☐ _____
- ☐ _____
- ☐ _____
- ☐ _____

Feedings

_____   _____
_____   _____
_____   _____
_____   _____
_____   _____
_____   _____

Medical Stats & Notes

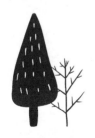

Journaling

_____
_____
_____
_____
_____
_____
_____
_____
_____
_____
_____
_____
_____
_____
_____
_____
_____

QUESTIONS
TO ASK

Today I'm Grateful For...

DATE: _____

GESTATIONAL AGE: _____

WEIGHT: _____

NICU DAY #

Today We Got To

- ☐ PHONE CALL
- ☐ TOUCH
- ☐ DIAPER
- ☐ HOLD

- ☐ SKIN TO SKIN
- ☐ TAKE TEMP
- ☐ FEEDING
- ☐ READ

- ☐ SING
- ☐ BATH
- ☐ MASSAGE
- ☐ VISITORS

- ☐ _____
- ☐ _____
- ☐ _____
- ☐ _____

Feedings

_____   _____

_____   _____

_____   _____

_____   _____

_____   _____

_____   _____

Medical Stats & Notes

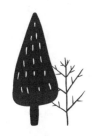

Journaling

_____

_____

_____

_____

_____

_____

_____

_____

_____

_____

_____

_____

_____

QUESTIONS
TO ASK

_____

_____

_____

_____

_____

Today I'm Grateful For...

DATE:

GESTATIONAL AGE: _____
WEIGHT: _____

NICU DAY #

Today We Got To

- ☐ PHONE CALL
- ☐ TOUCH
- ☐ DIAPER
- ☐ HOLD

- ☐ SKIN TO SKIN
- ☐ TAKE TEMP
- ☐ FEEDING
- ☐ READ

- ☐ SING
- ☐ BATH
- ☐ MASSAGE
- ☐ VISITORS

- ☐ _____
- ☐ _____
- ☐ _____
- ☐ _____

Feedings

_____   _____
_____   _____
_____   _____
_____   _____
_____   _____
_____   _____

Medical Stats & Notes

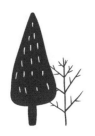

Journaling

QUESTIONS
TO ASK

Today I'm Grateful For...

DATE:

GESTATIONAL AGE: _____

WEIGHT: _____

NICU DAY #

Today We Got To

- ☐ PHONE CALL
- ☐ TOUCH
- ☐ DIAPER
- ☐ HOLD

- ☐ SKIN TO SKIN
- ☐ TAKE TEMP
- ☐ FEEDING
- ☐ READ

- ☐ SING
- ☐ BATH
- ☐ MASSAGE
- ☐ VISITORS

- ☐ _____
- ☐ _____
- ☐ _____
- ☐ _____

Feedings

_____   _____

_____   _____

_____   _____

_____   _____

_____   _____

Medical Stats & Notes

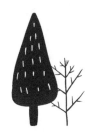

Journaling

⭐ ⭐
⭐

_____
_____
_____
_____
_____
_____
_____
_____
_____
_____
_____
_____
_____

QUESTIONS
TO ASK

_____
_____
_____
_____

Today I'm Grateful For...

DATE:

GESTATIONAL AGE: _____

WEIGHT: _____

NICU DAY #

Today We Got To

- ☐ PHONE CALL
- ☐ TOUCH
- ☐ DIAPER
- ☐ HOLD

- ☐ SKIN TO SKIN
- ☐ TAKE TEMP
- ☐ FEEDING
- ☐ READ

- ☐ SING
- ☐ BATH
- ☐ MASSAGE
- ☐ VISITORS

- ☐ _____
- ☐ _____
- ☐ _____
- ☐ _____

Feedings

_____   _____
_____   _____
_____   _____
_____   _____
_____   _____
_____   _____

Medical Stats & Notes

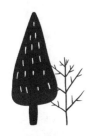

Journaling

QUESTIONS
TO ASK

Today I'm Grateful For...

DATE:

GESTATIONAL AGE: _____

WEIGHT: _____

NICU DAY #

Today We Got To

- ☐ PHONE CALL
- ☐ TOUCH
- ☐ DIAPER
- ☐ HOLD

- ☐ SKIN TO SKIN
- ☐ TAKE TEMP
- ☐ FEEDING
- ☐ READ

- ☐ SING
- ☐ BATH
- ☐ MASSAGE
- ☐ VISITORS

- ☐ _____
- ☐ _____
- ☐ _____
- ☐ _____

Feedings

_____   _____
_____   _____
_____   _____
_____   _____
_____   _____
_____   _____

Medical Stats & Notes

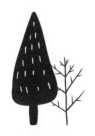

Journaling

QUESTIONS
TO ASK

Today I'm Grateful For...

DATE:

GESTATIONAL AGE: _____

WEIGHT: _____

NICU DAY #

Today We Got To

- ☐ PHONE CALL
- ☐ TOUCH
- ☐ DIAPER
- ☐ HOLD

- ☐ SKIN TO SKIN
- ☐ TAKE TEMP
- ☐ FEEDING
- ☐ READ

- ☐ SING
- ☐ BATH
- ☐ MASSAGE
- ☐ VISITORS

- ☐ _____
- ☐ _____
- ☐ _____
- ☐ _____

Feedings

_____   _____
_____   _____
_____   _____
_____   _____
_____   _____

Medical Stats & Notes

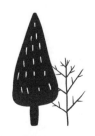

Journaling

_____
_____
_____
_____
_____
_____
_____
_____
_____
_____
_____
_____
_____
_____

QUESTIONS
TO ASK

Today I'm Grateful For...

DATE:

GESTATIONAL AGE: _____

WEIGHT: _____

NICU DAY #

Today We Got To

☐ PHONE CALL ☐ SKIN TO SKIN ☐ SING ☐ _____
☐ TOUCH ☐ TAKE TEMP ☐ BATH ☐ _____
☐ DIAPER ☐ FEEDING ☐ MASSAGE ☐ _____
☐ HOLD ☐ READ ☐ VISITORS ☐ _____

Feedings

_____ _____
_____ _____
_____ _____
_____ _____
_____ _____

Medical Stats & Notes

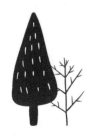

Journaling

_____

_____

_____

_____

_____

_____

_____

_____

_____

_____

_____

_____

QUESTIONS
TO ASK

_____

_____

_____

_____

_____

Today I'm Grateful For...

DATE:

GESTATIONAL AGE: _____
WEIGHT:_____

NICU DAY #

Today We Got To

- ☐ PHONE CALL
- ☐ TOUCH
- ☐ DIAPER
- ☐ HOLD

- ☐ SKIN TO SKIN
- ☐ TAKE TEMP
- ☐ FEEDING
- ☐ READ

- ☐ SING
- ☐ BATH
- ☐ MASSAGE
- ☐ VISITORS

- ☐ _____
- ☐ _____
- ☐ _____
- ☐ _____

Feedings

_____   _____
_____   _____
_____   _____
_____   _____
_____   _____

Medical Stats & Notes

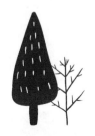

Journaling

⭐ ⭐
⭐

_____

_____

_____

_____

_____

_____

_____

_____

_____

_____

_____

_____

QUESTIONS
TO ASK

_____

_____

_____

_____

_____

_____

Today I'm Grateful For...

DATE:

GESTATIONAL AGE: _____

WEIGHT: _____

NICU DAY #

Today We Got To

☐ PHONE CALL   ☐ SKIN TO SKIN   ☐ SING   ☐ _____

☐ TOUCH   ☐ TAKE TEMP   ☐ BATH   ☐ _____

☐ DIAPER   ☐ FEEDING   ☐ MASSAGE   ☐ _____

☐ HOLD   ☐ READ   ☐ VISITORS   ☐ _____

Feedings

_____   _____

_____   _____

_____   _____

_____   _____

_____   _____

Medical Stats & Notes

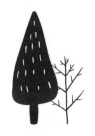

Journaling

QUESTIONS
TO ASK

Today I'm Grateful For...

DATE:

GESTATIONAL AGE: _____
WEIGHT: _____

NICU DAY #

Today We Got To

- ☐ PHONE CALL
- ☐ TOUCH
- ☐ DIAPER
- ☐ HOLD

- ☐ SKIN TO SKIN
- ☐ TAKE TEMP
- ☐ FEEDING
- ☐ READ

- ☐ SING
- ☐ BATH
- ☐ MASSAGE
- ☐ VISITORS

- ☐ _____
- ☐ _____
- ☐ _____
- ☐ _____

Feedings

_____   _____
_____   _____
_____   _____
_____   _____
_____   _____
_____   _____

Medical Stats & Notes

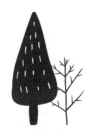

Journaling

QUESTIONS
TO ASK

Today I'm Grateful For...

DATE:

GESTATIONAL AGE: _____
WEIGHT: _____

NICU DAY #

Today We Got To

- ☐ PHONE CALL
- ☐ TOUCH
- ☐ DIAPER
- ☐ HOLD

- ☐ SKIN TO SKIN
- ☐ TAKE TEMP
- ☐ FEEDING
- ☐ READ

- ☐ SING
- ☐ BATH
- ☐ MASSAGE
- ☐ VISITORS

- ☐ _____
- ☐ _____
- ☐ _____
- ☐ _____

Feedings

_____   _____
_____   _____
_____   _____
_____   _____
_____   _____
_____   _____

Medical Stats & Notes

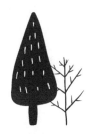

Journaling

QUESTIONS
TO ASK

Today I'm Grateful For...

DATE:

GESTATIONAL AGE: _____

WEIGHT: _____

NICU DAY #

Today We Got To

- ☐ PHONE CALL
- ☐ TOUCH
- ☐ DIAPER
- ☐ HOLD

- ☐ SKIN TO SKIN
- ☐ TAKE TEMP
- ☐ FEEDING
- ☐ READ

- ☐ SING
- ☐ BATH
- ☐ MASSAGE
- ☐ VISITORS

- ☐ _____
- ☐ _____
- ☐ _____
- ☐ _____

Feedings

_____   _____
_____   _____
_____   _____
_____   _____
_____   _____

Medical Stats & Notes

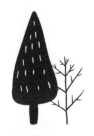

Journaling

_____
_____
_____
_____
_____
_____
_____
_____
_____
_____
_____
_____
_____
_____

QUESTIONS
TO ASK

Today I'm Grateful For...

DATE:

GESTATIONAL AGE: _____

WEIGHT: _____

NICU DAY #

Today We Got To

☐ PHONE CALL ☐ SKIN TO SKIN ☐ SING ☐ _____
☐ TOUCH ☐ TAKE TEMP ☐ BATH ☐ _____
☐ DIAPER ☐ FEEDING ☐ MASSAGE ☐ _____
☐ HOLD ☐ READ ☐ VISITORS ☐ _____

Feedings

_____ _____
_____ _____
_____ _____
_____ _____
_____ _____
_____ _____

Medical Stats & Notes

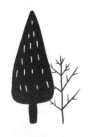

Journaling

_____
_____
_____
_____
_____
_____
_____
_____
_____
_____
_____
_____
_____
_____
_____
_____
_____
_____
_____

QUESTIONS
TO ASK

Today I'm Grateful For...

DATE:

GESTATIONAL AGE: _____

WEIGHT: _____

NICU DAY #

Today We Got To

- ☐ PHONE CALL
- ☐ TOUCH
- ☐ DIAPER
- ☐ HOLD

- ☐ SKIN TO SKIN
- ☐ TAKE TEMP
- ☐ FEEDING
- ☐ READ

- ☐ SING
- ☐ BATH
- ☐ MASSAGE
- ☐ VISITORS

- ☐ _____
- ☐ _____
- ☐ _____
- ☐ _____

Feedings

_____   _____
_____   _____
_____   _____
_____   _____
_____   _____
_____   _____

Medical Stats & Notes

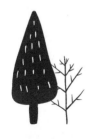

Journaling

QUESTIONS
TO ASK

Today I'm Grateful For...

DATE:

GESTATIONAL AGE: _____

WEIGHT: _____

NICU DAY #

Today We Got To

- ☐ PHONE CALL
- ☐ TOUCH
- ☐ DIAPER
- ☐ HOLD

- ☐ SKIN TO SKIN
- ☐ TAKE TEMP
- ☐ FEEDING
- ☐ READ

- ☐ SING
- ☐ BATH
- ☐ MASSAGE
- ☐ VISITORS

- ☐ _____
- ☐ _____
- ☐ _____
- ☐ _____

Feedings

_____   _____
_____   _____
_____   _____
_____   _____
_____   _____
_____   _____

Medical Stats & Notes

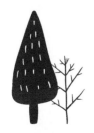

Journaling

QUESTIONS
TO ASK

Today I'm Grateful For...

DATE: _____

GESTATIONAL AGE: _____

WEIGHT: _____

NICU DAY #

Today We Got To

- ☐ PHONE CALL
- ☐ TOUCH
- ☐ DIAPER
- ☐ HOLD

- ☐ SKIN TO SKIN
- ☐ TAKE TEMP
- ☐ FEEDING
- ☐ READ

- ☐ SING
- ☐ BATH
- ☐ MASSAGE
- ☐ VISITORS

- ☐ _____
- ☐ _____
- ☐ _____
- ☐ _____

Feedings

_____   _____
_____   _____
_____   _____
_____   _____
_____   _____
_____   _____

Medical Stats & Notes

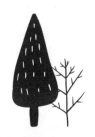

Journaling

QUESTIONS
TO ASK

Today I'm Grateful For...

DATE:

GESTATIONAL AGE: _____

WEIGHT: _____

NICU DAY #

Today We Got To

- ☐ PHONE CALL
- ☐ TOUCH
- ☐ DIAPER
- ☐ HOLD

- ☐ SKIN TO SKIN
- ☐ TAKE TEMP
- ☐ FEEDING
- ☐ READ

- ☐ SING
- ☐ BATH
- ☐ MASSAGE
- ☐ VISITORS

- ☐ _____
- ☐ _____
- ☐ _____
- ☐ _____

Feedings

_____   _____
_____   _____
_____   _____
_____   _____
_____   _____

Medical Stats & Notes

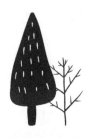

Journaling

_____
_____
_____
_____
_____
_____
_____
_____
_____
_____
_____
_____
_____
_____

QUESTIONS
TO ASK

Today I'm Grateful For...

DATE:

GESTATIONAL AGE: _____

WEIGHT: _____

NICU DAY #

Today We Got To

- ☐ PHONE CALL
- ☐ TOUCH
- ☐ DIAPER
- ☐ HOLD

- ☐ SKIN TO SKIN
- ☐ TAKE TEMP
- ☐ FEEDING
- ☐ READ

- ☐ SING
- ☐ BATH
- ☐ MASSAGE
- ☐ VISITORS

- ☐ _____
- ☐ _____
- ☐ _____
- ☐ _____

Feedings

_____   _____
_____   _____
_____   _____
_____   _____
_____   _____
_____   _____

Medical Stats & Notes

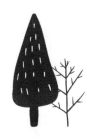

Journaling

_____

_____

_____

_____

_____

_____

_____

_____

_____

_____

_____

_____

_____

_____

_____

_____

_____

QUESTIONS
TO ASK

Today I'm Grateful For...

DATE:

GESTATIONAL AGE: _____

WEIGHT: _____

NICU DAY #

Today We Got To

- ☐ PHONE CALL
- ☐ TOUCH
- ☐ DIAPER
- ☐ HOLD

- ☐ SKIN TO SKIN
- ☐ TAKE TEMP
- ☐ FEEDING
- ☐ READ

- ☐ SING
- ☐ BATH
- ☐ MASSAGE
- ☐ VISITORS

- ☐ _____
- ☐ _____
- ☐ _____
- ☐ _____

Feedings

_____   _____
_____   _____
_____   _____
_____   _____
_____   _____
_____   _____

Medical Stats & Notes

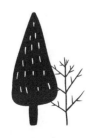

Journaling

QUESTIONS
TO ASK

Today I'm Grateful For...

DATE:

GESTATIONAL AGE: _____

WEIGHT: _____

NICU DAY #

Today We Got To

- ☐ PHONE CALL
- ☐ TOUCH
- ☐ DIAPER
- ☐ HOLD

- ☐ SKIN TO SKIN
- ☐ TAKE TEMP
- ☐ FEEDING
- ☐ READ

- ☐ SING
- ☐ BATH
- ☐ MASSAGE
- ☐ VISITORS

- ☐ _____
- ☐ _____
- ☐ _____
- ☐ _____

Feedings

_____   _____
_____   _____
_____   _____
_____   _____
_____   _____
_____   _____

Medical Stats & Notes

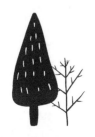

Journaling

_____
_____
_____
_____
_____
_____
_____
_____
_____
_____
_____
_____
_____
_____
_____
_____
_____
_____
_____

QUESTIONS
TO ASK

Today I'm Grateful For...

DATE:

GESTATIONAL AGE: _____

WEIGHT: _____

NICU DAY #

Today We Got To

- ☐ PHONE CALL
- ☐ TOUCH
- ☐ DIAPER
- ☐ HOLD

- ☐ SKIN TO SKIN
- ☐ TAKE TEMP
- ☐ FEEDING
- ☐ READ

- ☐ SING
- ☐ BATH
- ☐ MASSAGE
- ☐ VISITORS

- ☐ _____
- ☐ _____
- ☐ _____
- ☐ _____

Feedings

_____   _____
_____   _____
_____   _____
_____   _____
_____   _____
_____   _____

Medical Stats & Notes

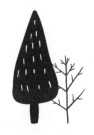

Journaling

_____

_____

_____

_____

_____

_____

_____

_____

_____

_____

_____

_____

_____

QUESTIONS
TO ASK

_____

_____

_____

_____

_____

Today I'm Grateful For...

DATE:

GESTATIONAL AGE: _____

WEIGHT: _____

NICU DAY #

Today We Got To

- ☐ PHONE CALL
- ☐ TOUCH
- ☐ DIAPER
- ☐ HOLD

- ☐ SKIN TO SKIN
- ☐ TAKE TEMP
- ☐ FEEDING
- ☐ READ

- ☐ SING
- ☐ BATH
- ☐ MASSAGE
- ☐ VISITORS

- ☐ _____
- ☐ _____
- ☐ _____
- ☐ _____

Feedings

_____   _____
_____   _____
_____   _____
_____   _____
_____   _____
_____   _____

Medical Stats & Notes

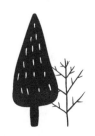

Journaling

QUESTIONS
TO ASK

Today I'm Grateful For...

DATE:

GESTATIONAL AGE: _____

WEIGHT: _____

NICU DAY #

Today We Got To

- ☐ PHONE CALL
- ☐ TOUCH
- ☐ DIAPER
- ☐ HOLD

- ☐ SKIN TO SKIN
- ☐ TAKE TEMP
- ☐ FEEDING
- ☐ READ

- ☐ SING
- ☐ BATH
- ☐ MASSAGE
- ☐ VISITORS

- ☐ _____
- ☐ _____
- ☐ _____
- ☐ _____

Feedings

_____   _____
_____   _____
_____   _____
_____   _____
_____   _____
_____   _____

Medical Stats & Notes

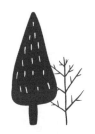

Journaling

QUESTIONS
TO ASK

Today I'm Grateful For...

Made in the USA
Columbia, SC
09 July 2023

20219378R00102